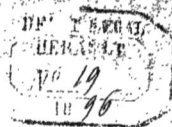

DE LA

GRIPPE CHEZ LES ENFANTS

RELATION D'UNE ÉPIDÉMIE DE GRIPPE

(Hiver 1894-95)

PAR

Le Dr H. TOUSTEN

Ancien élève des Hôpitaux de Marseille (Concours 1889)
Lauréat de l'École de Médecine de Marseille (Concours 1891)

Quod vidi, scripsi.

MONTPELLIER

TYPOGRAPHIE ET LITHOGRAPHIE CHARLES BOEHM

ÉDITEUR DU NOUVEAU MONTPELLIER MÉDICAL

1895

Docteur **H. TOUSTEN**

DE LA

GRIPPE CHEZ LES ENFANTS

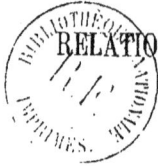

—

RELATION D'UNE ÉPIDÉMIE DE GRIPPE

(HIVER 1894-95)

Quod vidi, scripsi.

MONTPELLIER

TYPOGRAPHIE ET LITHOGRAPHIE CHARLES BOEHM

ÉDITEUR DU NOUVEAU MONTPELLIER MÉDICAL

1895

MEIS ET AMICIS

H. TOUSTEN.

Au début de ce modeste travail, mes premiers mots doivent exprimer à Monsieur le professeur Ducamp toute la reconnaissance que je lui ai pour l'honneur qu'il veut bien me faire en acceptant la présidence de ma Thèse. Aussi bien suis-je le premier auquel échoit cet honneur, Monsieur le professeur Ducamp venant d'être appelé à occuper la chaire de Pathologie interne. Par ce choix unanimement souscrit, le Ministre et la Faculté ont récompensé comme il convenait le zèle et le dévouement de ce Maître distingué, si aimé de ses élèves pour la valeur de son enseignement et la hauteur toujours si judicieuse de ses doctrines.

21 Décembre 1895.

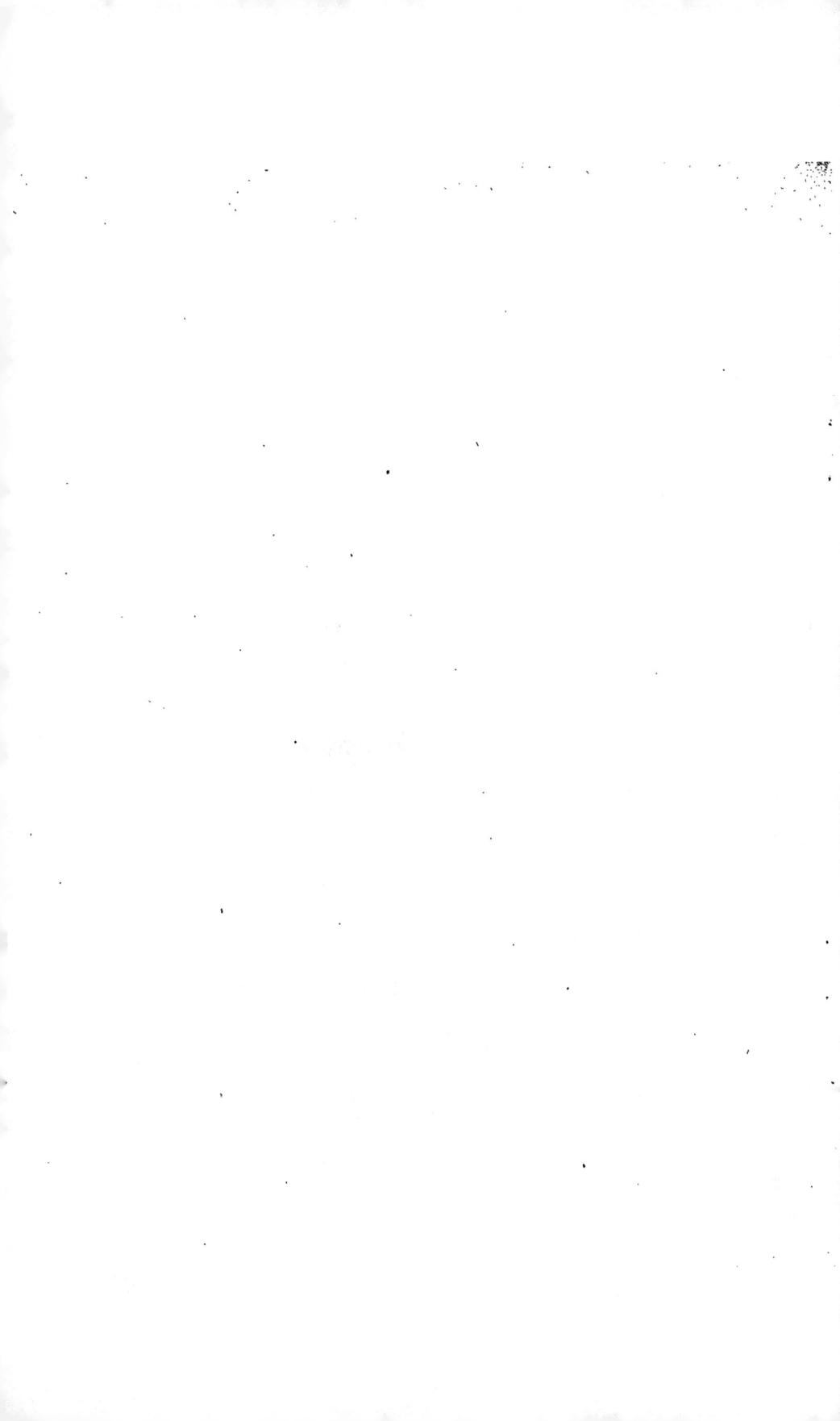

DE

LA GRIPPE CHEZ LES ENFANTS

RELATION D'UNE ÉPIDÉMIE DE GRIPPE

(Hiver 1894-95)

INTRODUCTION

On a pu remarquer, dans la dernière épidémie (1894-1895), une prédilection plus spéciale de la grippe pour les enfants, alors que, dans les épidémies précédentes, elle se montrait moins fréquente, plus bénigne, et moins marquée.

En effet, nous avons été surpris, cette année, de n'avoir eu à traiter que des enfants. Nous ne parlons, bien entendu, que pour le rayon médical où nous exerçons [1] — les grandes personnes n'ayant été atteintes que dans la proportion de 1 pour 10 enfants.

C'est cette particularité qui nous a décidé à prendre ce sujet pour en faire l'objet de notre thèse inaugurale.

[1] Commune de Sénas dans le nord du département des Bouches-du-Rhône.

De trop nombreux travaux ont été faits sur la grippe, pour nous permettre d'entreprendre une nouvelle étude de cette maladie ; aussi nous sommes-nous borné à publier les observations qui nous ont paru les plus intéressantes.

Nous n'avons certes pas la prétention de citer des faits nouveaux ; les formes dont on retrouvera la description dans ce travail ont été plus ou moins observées, mais cela ne nous a pas découragé, et nous venons quand même apporter notre modeste obole.

La Clinique est toute faite d'observations, et c'est en recueillant les moindres détails qui se présentent à l'examen du praticien, en les analysant, en les synthétisant, que l'on édifie les grands états pathologiques. Et puis, si, dans la majorité des cas, les symptômes d'une même maladie, d'une même affection, que l'on observe chez l'adulte, se retrouvent chez l'enfant, l'âge, toutefois, semble se prêter au développement de certaines variétés, et imprimer en quelque sorte son cachet spécial à cette même maladie, à cette même affection.

Nous n'avons pas cru devoir nous arrêter sur l'historique, ni sur l'étiologie et l'anatomie pathologique. Si la première de ces questions est suffisamment connue, les deux dernières ne nous fournissent malheureusement aucune donnée sérieuse.

Quant à la pathogénie de la grippe, les nombreuses recherches faites jusqu'à ce jour n'ont pas permis d'isoler encore le micro-organisme spécifique de cette maladie.

Cela éliminé, notre travail se réduit à des observations de grippe que nous avons fait précéder de quelques mots sur la symptomatologie et les formes, et suivre de quelques considérations sur le diagnostic et le traitement.

CHAPITRE PREMIER.

Symptômes et formes de la Grippe.

La grippe, maladie infectieuse, est surtout remarquable par son extrême variabilité : elle est variable non seulement dans ses formes ; mais encore dans sa marche dans les épidémies, et suivant les lieux.

Rare dans nos pays, pendant l'été, elle apparaît, le plus ordinairement, dans la période comprise entre la fin du mois d'octobre et le commencement du mois d'avril.

La durée de l'inoculation est très courte : de quelques heures à un ou deux jours au plus.

Considérant la grippe d'un côté comme *Maladie générale*, d'un autre côté comme *Maladie protéiforme*, nous allons brièvement la passer en revue sous ces deux aspects.

A. — MALADIE GÉNÉRALE.

Quelles que soient ses localisations ultérieures, la grippe offre un début particulier, début que l'on rencontre exclusivement dans les maladies générales :

Frissons, fièvre, céphalalgie, anorexie, courbature, insomnie, hémorrhagie.

2

Le tableau de la période d'infection est complet.

Les frissons apparaissent tantôt uniques, tantôt répétés ; le frisson peut passer inaperçu et manquer chez l'enfant.

Un autre symptôme qui ne fait que très rarement défaut, c'est la fièvre. L'élément fébrile peut même constituer à lui seul toute la maladie. La température monte rapidement pour atteindre 40°, déterminant parfois, chez les tout jeunes sujets, des crises convulsives.

Le pouls, pendant la période fébrile, accuse 120, 130, 140 pulsations et plus. Nous devons dire cependant que le nombre des pulsations n'offre pas un caractère constant avec la fièvre.

En même temps que les frissons, que la fièvre, et même avant ces symptômes, nous avons de la céphalalgie. La céphalalgie manque parfois, est légère souvent ; dans certaines formes nerveuses elle revêt d'emblée un état de violence qui ne laisse pas que d'inquiéter.

La céphalalgie peut se développer sous l'influence de l'inflammation des sinus frontaux, précédant l'inflammation des fosses nasales ; elle peut être musculaire, produite par une douleur qui envahit le muscle occipito-frontal. Dans ce cas, la douleur est augmentée par les mouvements de la tête. La céphalalgie peut être congestive, localisée au front, non augmentée par les mouvements. La main appliquée sur la tête éprouve une forte sensation de chaleur.

Enfin la céphalalgie peut être névralgique, et se manifester ainsi en divers points.

Nous avons de l'anorexie. L'enfant refuse les aliments ; sa langue, sans être franchement saburrale, est légèrement blanche, *opaline* ; c'est même là le caractère de la langue grippale décrite par Faisans.

A ces symptômes viennent s'ajouter de l'insomnie, de la courbature. Le petit malade ne peut se tenir sur ses jambes ; il garde le lit.

Les hémorrhagies ne sont pas rares, et nous avons remarqué, bien souvent, des enfants moucher du sang au début de la maladie ou à la fin. Nous avons observé des crachements de sang chez une fillette de 6 ans.

En dehors de ces signes, on peut voir apparaître des douleurs musculaires fugaces, envahissant plusieurs groupes de muscles, pour passer à d'autres groupes ; des douleurs articulaires mobiles.

On voit encore des troubles se manifester du côté de l'intelligence, du caractère ; il y a aussi du délire, délire doux que l'on reconnaît à certaines incohérences de langage.

Du côté des voies respiratoires on remarque du coryza, de la toux ; toux quinteuse, coqueluchoïde, de la dyspnée souvent.

Le système nerveux et l'appareil digestif donnent lieu à des localisations que nous verrons plus loin.

Les appareils de secrétions peuvent être envahis ; du côté de la peau, sueurs abondantes ; le rein est quelquefois troublé dans ses fonctions, et, dans ce cas, urines rares et légèrement albumineuses.

Enfin les organes des sens présentent aussi des altérations qui se traduisent : du côté des yeux, par de la conjonctivite palpébrale ; du côté des oreilles, par de l'otite, etc.

En somme, nous voyons les divers appareils, organes ou systèmes touchés par la maladie : systèmes circulatoire, respiratoire, nerveux ; organes des sens et des sécrétions ; appareils digestif et locomoteur. Mais il est excessivement rare que la grippe s'offre sous une forme aussi complète ; elle se localise, et c'est ce caractère essentiellement protéiforme qui domine dans l'étude de cette maladie.

B. — MALADIE PROTÉIFORME.

La grippe, se localisant, nous apparaît tout autre, ainsi que nous allons le voir, en décrivant ses formes les plus fréquentes chez l'enfant.

1° *Forme febrile.* — Nous avons dit, plus haut, que l'élément fébrile pouvait, à lui seul, constituer toute la maladie. L'enfant bien portant, et content la veille, est pris de frissons, quelquefois pas de frissons, et la fièvre s'établit. La température peut s'élever rapidement jusqu'à 40°, mais sans s'y maintenir. On ne trouve pas la langue blanche ; l'enfant ne se plaint de rien, il n'accuse pas de maux de tête ; il mange même. Cette forme est très commune.

La fièvre procède généralement par saccades. Tantôt elle affecte un type intermittent, tantôt elle se manifeste par des accès alternant avec des intervalles d'apyrexie ; elle est irrégulière, plus élevée le matin que le soir.

Le pronostic est favorable : au bout de deux, trois, quatre jours, la fièvre tombe et la guérison se fait.

2° *Forme nerveuse.* — « La grippe aime le système nerveux » (Joffroy). On pourrait même dire que toutes les formes de la Grippe, chez l'enfant, relèvent du système nerveux.

Graves, en 1835, signalait déjà trois formes que peut présenter la grippe, alors qu'elle se localise sur le système nerveux :

La forme méningitique, avec douleur, avec excitation plus ou moins intense ; puis la forme adynamique avec prédominance du sentiment d'impuissance ; en dernier lieu, la forme comateuse.

La forme méningitique de Graves serait plus exactement dénommée par le mot de *méningisme*. Ce mot répond mieux à la conception que l'on doit se faire de l'état des phénomènes méningitiques que l'on observe dans la grippe, chez les enfants. Cet état se déclare le plus souvent sans prodrome ; il y a de la fièvre, puis la céphalalgie se montre violente, exacerbative ; quelques contractures dans les membres attirent l'attention du côté du cerveau. En même temps que la céphalalgie, apparaissent les vomissements, d'abord alimentaires, puis bilieux, incoercibles, après chaque ingestion de médicaments ou de liquides. La température est élevée, le pouls rapide ; on peut observer des troubles de la vision de la parole ; mais, tous ces symptômes, effrayants à juste titre, disparaissent rapidement.

Nous n'avons pas observé des cas d'adynamie chez l'enfant.

Quant à la forme comateuse, quoique plus rare, elle se voit quelquefois : en en trouvera une description dans l'Obs. viii.

Parlerons-nous des formes musculaires et cardiaques ? Nous devons, chez l'enfant, rattacher ces manifestations à la forme nerveuse.

Nous avons vu que la grippe se traduisait, bien souvent, par des douleurs atteignant un groupe musculaire, pour passer, sans transition, à un autre groupe.

Dans la névralgie thoracique, nous voyons soit les pectoraux, soit les intercostaux douloureux ; la douleur s'exagère à la pression, dans le mouvement. Ce sont surtout des névralgies fugaces apparaissant, disparaissant, pour reparaître à un autre point, et disparaître totalement ensuite. Il en est de même des douleurs abdominales, rachialgiques, occipito-cervicales, brachiales, lombaires, sciatiques, etc.; même rapidité dans les allures.

Dans le même ordre, nous observerons les douleurs articulaires, douleurs vives, existant sans rougeur, ni gonflement ;

plusieurs articulations sont prises en même temps ; ces douleurs
sont plus fréquentes, et se montrent habituellement aux articulations radio-carpienne, tibio-tarsienne et aux genoux.

Nous retrouverons ce ralentissement des troubles de l'inner-
vation dans une forme très fréquente chez l'enfant, forme
qui nous inquiétera quelquefois à cause des complications graves qu'elle détermine. Nous voulons parler de la forme thoracique.

3° *Forme thoracique.* — L'appareil respiratoire présente des
symptômes très variables : d'abord, le simple coryza, qui se
traduit quelquefois par le gonflement des narines et de la lèvre
supérieure, avec pourtour rouge et luisant ; l'inflammation peut
envahir le pharynx nasal, le larynx, la trachée, et les bronches.
Nous ne parlerons pas de la bronchite grippale chez l'enfant, car
il est excessivement difficile d'établir un diagnostic bien mar-
qué, alors que la bronchite existe seule.

Dans l'observation IX, nous voyons une affection particulière
que nous avons rapportée à la grippe, n'ayant pas trouvé d'autre
cause après examen du petit malade. C'est une forme simulant
le spasme de la glotte, avec toux rauque, suffocation survenant
par accès, et se terminant brusquement par la guérison.

Nous tenons à signaler une forme qui a été observée fréquemment.

Un enfant est pris subitement de fièvre ; au bout de quelques
heures, de légères quintes de toux éveillent l'attention des
parents ; on envoie quérir le médecin ; à l'auscultation, on
constate des foyers pneumoniques disséminés à droite et à gauche de la poitrine, tant aux bases qu'aux sommets des poumons :
en un point râles crépitants fins, en un autre point souffle d'hépatisation. Ces signes persistent, sans modification ou aggrava-
tion, pendant un ou plusieurs jours, pour disparaître complète-

ment dans la majorité des cas, ou faire place à de la broncho-
pneumonie véritable.

Évidemment, nous voyons là, ainsi que le dit M. le professeur Huchard, une action du poison grippal sur le nerf pneumo-
gastrique : collapsus pulmonaire, contractilité bronchique abolie,
élasticité des vésicules pulmonaires affaiblie, de la dypsnée
quelquefois, et même asphyxie.

Dans les localisations franches, nous pouvons remarquer des
symptômes plus sérieux, ainsi qu'on le verra dans nos observations.

Autres formes de la grippe.

Du côté de l'appareil digestif, nous devons signaler l'angine.

L'angine grippale se traduit par un léger gonflement des
amygdales, ou simplement par de la rougeur ; quelquefois on
aperçoit de petites plaques pultacées disséminées, et se détachant
sans peine au contact d'une boulette de coton.

La forme gastro intestinale donne lieu à de la fièvre, de
l'anorexie ; la langue est saburrale ; il y a des vomissements et
souvent de la diarrhée, diarrhée fétide avec ou sans coliques.

Cette forme peut être plus marquée, et simuler souvent un
commencement de fièvre muqueuse ; mais, en général, les
symptômes sont de peu de durée.

Nous mentionnerons, pour mémoire, certains troubles cardiaques que nous avons surtout constatés dans les formes nerveuses : c'est l'irrégularité du cœur, la tachycardie ; ces troubles
disparaissent avec la fièvre.

La nature infectieuse de la grippe doit toujours éveiller l'attention sur les localisations qui, en se produisant du côté du cœur,
pourraient donner lieu à des complications très graves. L'examen
de cet organe se fera donc d'une manière très attentive.

Une autre variété de la grippe, c'est la forme éruptive. Nous ne nous attarderons pas sur certaines éruptions cutanées, vésiculeuses ou érythémateuses, qui se voient à la suite de sueurs profuses, ni sur celles que détermine l'administration intempestive de certains médicaments ; mais ce que nous voulons faire remarquer, c'est la ressemblance, les rapports qui existent entre la grippe, la rougeole et la scarlatine.

A deux années d'intervalle il nous a été donné d'assister à des épidémies de rougeole et de scarlatine s'entremêlant de grippe, et, dans bien des cas, le diagnostic n'a pu être établi qu'au bout de quelques jours.

Nous reviendrons sur ces questions en parlant du diagnostic.

OBSERVATIONS

*Observations prises, au Cours de l'Epidémie de Grippe 1894-95,
dans la Commune de Sénas (Bouches-du-Rhône).*

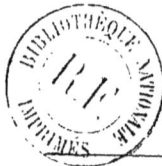

Première observation.

Convulsions (personnelle).

Jeanne T..., 3 ans. Dans la famille, le père et la mère sont atteints de la grippe.

Le 17 janvier, l'enfant, qui s'est levée contente, présente de la fièvre dans la matinée. La température s'élève rapidement jusqu'à 40°.

Le soir, vers 5 heures, elle est prise de convulsions : contractions tétaniques des membres, visage immobile, yeux au plafond ; cet état dure 1/2 minute, puis la petite malade revient à elle, mais reste prostrée.

La fièvre tombe dans la nuit.

18. L'enfant conserve de la pâleur, un peu d'inappétence, mais reprend ses jeux.

Pas de traitement.

Observation II.

Convulsions (personnelle).

Louis V..., 2 ans, bonne santé, habitant la même maison que la précédente, présente, le même jour, les mêmes symptômes.

Pas de traitement.

Observation III.

Convulsions et troubles broncho-pulmonaires (personnelle).

Etienne Fer..., 3 ans 1/2, santé délicate.

11 décembre. L'enfant tremble, puis devient chaud, accuse de la céphalalgie et douleur au côté gauche.

12. Nous le voyons le matin, la nuit a été agitée. La température prise sous l'aisselle accuse 40°.

Un peu après notre visite, l'enfant est pris d'une série de crises se renouvelant pendant un quart d'heure environ : visage grimaçant, agitation désordonnée des membres supérieurs. La soirée est plus calme.

13. Le soir, la température est de 38°, l'enfant est abattu, mais ne se plaint plus de la tête; seule, la douleur du côté persiste.

L'auscultation révèle du souffle au-dessous de la pointe de l'omoplate, légère submatité à la percussion.

14-15. Les symptômes de la poitrine persistent, l'enfant ne tousse pas, il n'a plus eu de fièvre, il demande même à manger.

16. L'enfant ne présente plus que de la lassitude.

La guérison est complète le 20.

Comme traitement : Lavement de quinine de 0,40 centigr: Révulsion à la teinture d'iode, toniques.

Observation IV.

Névralgies cutanées (personnelle).

Henri Ma..., 4 ans, bonne santé habituelle:

23 décembre. Vomissements la veille ; fièvre légère, accuse dans la matinée des douleurs superficielles siégeant au-dessous

des mamelons à droite et à gauche ; les douleurs ont disparu de ces points, dans la soirée, pour se localiser à la pointe de l'omoplate gauche ; rien à l'auscultation de la poitrine, antipyrine 0,30 centigr. en 2 prises.

24. L'enfant ne se plaint plus du thorax, la langue est légèrement blanche.

Une cuillerée d'huile de ricin.

26. Guérison complète.

Observation V.

. Névralgie du sciatique gauche (personnelle).

Charles Ma..., 6 ans. Lymphatique nerveux, se plaint depuis 3 ou 4 jours de courbature, inappétence, céphalalgie.

15 novembre. Douleur subite dans la région du nerf sciatique gauche ; la jambe est dans la demi-flexion, les mouvements d'extension arrachent des cris.

16. Nous voyons ce petit garçon à 5 heures du soir : il a eu plusieurs accès douloureux dans la journée ; fièvre 39°, pouls 120, langue opaline, raideur articulaire de la hanche.

Antipyrine 0,80 centigr. en 4 prises.

17. Les douleurs ont disparu ; mais conservation de la gêne dans les mouvements ; l'appétit est revenu.

19. L'enfant ne ressent plus rien.

22. Nous sommes de nouveau appelé pour une douleur siégeant dans la région du nerf fémoro-cutané droit. La peau est douloureuse à la pression et les mouvements de la jambe (projection en avant, abduction), se font difficilement et non sans faire crier le malade.

23. Plus de douleur, pas de fièvre.

30. L'enfant n'a plus rien éprouvé.

Observation VI.

Méningisme (Dr Bories).

10 février 1895. Les. M..., enfant de 5 ans, débile, lymphatique, est indisposé depuis quelques jours : inappétence, langue sale, constipation, nausées, et même quelques vomissements plutôt bilieux qu'alimentaires.

Il se plaint en outre de céphalalgie assez intense ; les mouvements de rotation de la tête sont douloureux ; le sommeil est agité ; le malade se réveille parfois en sursaut, en poussant des cris ; le pouls est petit, rapide, irrégulier, la respiration un peu inégale, mais ne présentant pas cependant tout à fait le rythme de Scheyne-stokes.

Le ventre est un peu rétracté, et l'enfant n'a pas d'attitude spéciale : tantôt très agité, remuant sans cesse, tantôt, an contraire, tombant dans un assoupissement profond.

Le soir, la température est de 39°,8.

Tous ces symptômes semblaient faire pencher le diagnostic en faveur d'une méningite.

Le lendemain matin 11, ces signes étaient à peu de chose près identiques, mais l'enfant est plus, calme, les yeux sont bien ouverts, la céphalalgie a diminué d'intensité, et la température prise sous l'aisselle ne donne que 37°,6 seulement. Le soir, la température était remontée à 40°1, l'agitation plus grande ; il y avait même un peu de délire.

12. Au matin, temp. 37°,4 ; une partie des symptômes s'est amendée.

En présence de ces faits, le diagnostic de méningite est entièrement rejeté pour faire place à celui de pseudo-méningite infectieuse, se rattachant à la grippe en raison des nombreux cas qui existent.

L'enfant était en effet complètement rétabli au bout de 8 jours.

Le traitement a consisté en bains de 25° à 30°, trois fois par jour.

Calomel à faibles doses et antipyrine 0,25 centigr., matin et soir.

Observation VII.

Méningisme (Personnelle).

Bl. Félix, 5 ans, tempérament lymphatique, a de l'inappétence avec mouvement fébrile, depuis trois jours environ.

2 Janvier 1895. Nous voyons l'enfant et nous constatons de la céphalalgie assez intense pour provoquer des gémissements ; la langue est blanche ; il y a de la constipation, et les vomissements se produisent même à vide, incolores, et presque sans efforts ; il y a en outre de l'agitation, l'enfant se replie sur lui-même, la lumière lui fait fermer les yeux, la pupille est paresseuse ; il y a de l'hyperhémie de la peau. Température prise sous l'aisselle ; 39°,6. à 5 heures du soir.

Calomel 0,30 centigr.

3. L'enfant a émis des selles , cependant, il a encore vomi ; la céphalalgie persite, mais plus légère ; l'attitude de la veille est conservée, mais pas de photophobie, un peu de paresse pupillaire.

La température du soir donne 39°, antipyrine 0,50 centigr., en deux cachets.

3. Disparition de tous ces symptômes, l'enfant reste apyrétique toute la journée ; il a demandé ses jouets et il supporte bien le bouillon et le lait.

6. On peut considérer l'enfant comme entièrement guéri.

Observation VIII.

Forme comateuse (D' Ferrand, de Marseille).

J. R..., 5 ans, a eu la rougeole à 2 ans.

22 Janvier. Se plaint de tête depuis la veille et présente de la fièvre à la visite; à 2 heures du matin, l'enfant paraît avoir une céphalalgie intense, il tousse, les amygdales sont enflées, le pharynx est rouge, la langue un peu sale, opaline ; rien au cœur, rien aux poumons, ventre souple, non douloureux. Temp. 39°. P. 120.

Potion avec aconit, antipyrine et un peu de sirop de Codéine.

23. Même état; Temp. 38°,6 ; Pouls 130. L'enfant n'étant pas allé à la selle la veille, un peu d'huile de ricin est ordonnée.

Quinine en suppositoire.

24. Pas d'amélioration. Temp. 38°,4. Pouls 126 le matin.

Le petit malade est revu à 3 heures de l'après-midi. Depuis 1 h. 1/2 environ, il est très assoupi, répond avec peine et en grognant, et retombe dans sa torpeur. Décubitus dorsal, pupilles paresseuses et légèrement contractées, sensibilité à la douleur et au froid ; pas de contractures. Temp. 38°,5. Pouls 140.

Calomel 0,25 ; petit vésicatoire à la nuque ; suppositoire à la quinine le soir.

25. Temp. 38°,3. Pouls 140. Même état, la somnolence serait plus grande. Acétate d'ammoniaque, bottes de ouate légèrement sinapisées, suppositoire à la quinine.

26. Temp. 37°,6. Pouls 130. L'enfant semble se réveiller un peu à 11 heures du matin ; il répond aux questions d'une façon intelligible, mais avec un peu de lenteur.

Continuation de la potion à l'acétate.

Temp. 37°,2. Pouls 120. L'enfant est à peu près revenu à lui, la sensibilité est presque normale.

28. Le mieux se maintient et se continuera les jours suivants.

Observation IX.

Contractions spasmodiques du larynx (personnelle).

Je... Marie, 13 mois, bonne santé. Le 10 janvier, à 9 heures du soir, cette enfant est prise d'une quinte de toux, suivie d'un accès de suffocation, voisin de l'asphyxie.

Nous voyons le bébé à 10 heures ; la peau est moite, la température donne 38°. Un nouvel accès se déclare : quinte de toux, suivie de mouvements désordonnés ; l'enfant brasse, le visage se cyanose, immobilité du thorax. Cet état dure 10 secondes environ, puis une forte inspiration vient annoncer la fin de la crise.

Ces accès se renouvellent à des intervalles irréguliers pendant toute la journée du 11, et une seule fois dans la nuit.

Nous avions réservé notre diagnostic en présence des cas de grippe qui existaient dans la famille, deux membres en étaient atteints, et aucune autre cause ne pouvait être invoquée, après examen et recherche.

Le 12, tous ces symptômes avaient disparu.

Traitement :

> Teinture de belladone........ ⎞ *dd* X gouttes
> Teinture d'aconit........... ⎠
> Sp. fl, d'or.............. 60 gram.

Pour la journée.

4

Observation X.

Forme congestive (Personnelle).

Li.,. Jean, 3 ans, enfant vigoureux, présente dans la journée du 6 mars 1895, de la lassitude, se plaint de céphalalgie, ne veut pas manger.

Nous le voyons le 7 ; l'enf..nt tousse à l'auscultation, nous nous apercevons qu'il existe des foyers d'hépatisation disséminés sous l'omoplate droite, à la base et au sommet du poumon gauche : souffle avec petits crépitants à la fin de l'inspiration ; gros râles muqueux en dehors de ces points. La température prise sous l'aisselle donne 39°,8, pas de dyspnée.

Antipyrine et badigeonnages à la teinture d'iode.

Le 9, à part quelques râles muqueux les signes de la veille ont disparu.

L'enfant est complètement guéri le 12.

Observation XI.

Forme congestive (Dr Bories).

R... L..., âgé de 2 ans 1/2.

10 avril 1894. L'enfant, qui avait mangé et joué comme à l'habitude dans la journée, est pris, dans la soirée de vomissements, suivis de convulsions légères.

11. Le malade est abattu ; il tousse de temps en temps et la respiration paraît gênée. A l'auscultation on entend du souffle, mêlé à des râles sous-crépitants, en arrière, à la base, du côté droit ; matité au même niveau. Temp. 39°,5 à 11 heures du matin.

12. Toux plus fréquente et humide. La respiration est meilleure. Le souffle de la base à droite à disparu, mais dans la fosse sous-épineuse à gauche il y a des bouffées de crépitants fins. Température du soir 39°,6.

13 au soir. Modification des râles à gauche ; sous-crépitants aux deux temps de la respiration ; en même temps souffle mêlé de râles et matité au sommet droit. Temp. 39°,5.

14. Les signes stéthoscopiques et la température ne présentent pas de changement notable.

15. Plus de souffle, râles humides abondants.

La défervescence est lente à se faire, et le petit malade conserve, pendant une dizaine de jours, de l'inappétence, de la fatigue générale, et un certain abattement.

La guérison ne peut être considérée complète que vers la fin du mois.

Traitement: Antithermiques (antipyrine) et expectorants (oxyde blanc d'antimoine) ; révulsifs (cataplasmes sinapisés sur les régions successivement envahies et enfin toniques (quinquina et kola).

Observation XII.

Broncho-pneumonie (personnelle).

J... Jean, 2 ans 1/2.

15 février. Depuis la veille, l'enfant est triste ; il accuse de la lassitude, de l'inappétence, de la céphalée ; respiration rapide.

16. Au soir, Temp. 39°. Le visage est rouge ; il y a de la toux et dyspnée légère. — A l'auscultation quelques râles muqueux, souffle à droite.

17. Temp. du matin 38°,7 ; la dyspnée paraît avoir aug-

menté, et l'on constate de nombreux crépitants disséminés à droite et à gauche en arrière des poumons s'entendant à l'inspiration.

18. La nuit a été agitée ; le pouls cependant est régulier quoique rapide ; augmentation des râles crépitants.

19. On perçoit des sous-crépitants aux deux temps de la respiration ; les sommets paraissent plus libres.

20. Ces symptômes persistent sans amélioration sensible. La température oscille entre 38 à 39°.

21. Réapparition de crépitants à droite dans la région du lobe moyen. Cependant l'enfant paraît plus éveillé et prend avec plaisir du lait et du bouillon.

22. Disparition des signes stéthoscopiques précédents ; quelques gros râles persistent.

L'amélioration se poursuit et l'enfant est complètement remis le 25.

Le traitement a consisté en révulsions à la teinture d'iode ; vomitif au début avec sirop d'ipéca ; alcool ; de l'antipyrine comme antithermique.

Nous avions prescrit l'enveloppement ouaté des membres inférieurs, vapeurs térébenthinées dans la chambre.

Observation XIII.

Angine (Personnelle).

M.., F..., 6 ans.

27 février, cet enfant se plaint du gosier, la déglutition est difficile. La langue est saburrale, il y a de la lassitude des membres.

A l'examen de la cavité buccale, on aperçoit de la rougeur du pharynx, les amygdales sont légèrement hypertrophiées ; quelques points blanchâtres sont disséminés çà et là. La voix et la toux sont rauques, fièvre 40°, à 2 heure du soir.

28. Disparition des membranes pultacées ; la déglutition est moins difficile ; pas de température.

L'enfant ne présente plus rien.

29. Il mange et avale sans difficulté.

Nous avons cru devoir rapporter à la grippe ce cas observé dans une famille dont les membres, sauf le père, étaient alités par suite de cette maladie.

D'ailleurs, ces angines grippales ne sont pas rares, et nous en avons bien observé une dizaine tant chez des grandes personnes que chez des enfants.

Observation XIV.

Forme gastro-intestinale (personnelle).

Ch... Mélanie, 6 ans.

1er mars. Courbature, céphalalgie, vomissements alimentaires dans la journée, douleur au creux épigastrique, température du soir 39°. Un peu de délire dans la nuit vers le matin.

2. La céphalalgie et les vomissements persistent ; langue sale, urines rares. Temp. 38°,2 le matin, le soir 37°,5.

3. Diarrhée fétide et vomissements ; gargouillements et douleurs dans la fosse iliaque droite, pas de ballonnement du ventre. Temp. 39° le matin, 38°,2 le soir.

4. Mêmes symptômes, sauf les vomissements qui ne se sont pas renouvelés ; l'enfant est prostrée. Temp. à midi 38°,8, le soir 37°,9.

Ce début ressemblait assez à celui d'une fièvre muqueuse ; cependant cette marche à rebours de la température devait faire porter un autre diagnostic.

En effet, le lendemain 5, nous trouvons la malade plus éveillée; la nuit a été meilleure que les autres, le sommeil a duré de 10 heures du soir à 6 heures du matin. Il n'y a plus de diarrhée. Temp. du soir 37°,2.

6. L'enfant se sent très bien, demande même à manger. Les urines sont abondantes et normales. Pas de fièvre.

Le mieux persiste les jours suivants.

Comme traitement : Calomel, 0,30 centigr. au début.

Sulfate de quinine 0,50 centigr. en 2 cachets, à une heure d'intervalle, le matin.

Comme aliment : Lait coupé avec de l'eau de Vals et bouillons.

Quinquina à la fin de la maladie.

Observation XV.

Forme rhumatismale (personnelle).

G.,. Eugènie, 5 ans.

10 décembre. = Céphalalgie, langue saburrale, anorexie, nausées, selles fétides.

11. L'enfant se plaint de douleurs dans les membres et principalement dans les articulations carpo-métacarpiennes. — Ces parties sont légèrement œdématiées ; les mouvements du poignet et des doigts, douloureux. Le dégout des aliments persiste ; céphalalgie plus modérée ; fièvre légère, 38°, urines uratiques.

12. Douleur dans le genou droit, avec gêne dans les mouvements ; les mains sont plus libres et moins douloureuses.

Dans l'après-midi, le genou gauche se prend ; douleur dans les mouvements et à la pression.

Cette fillette est complètement rétablie le 15.

Nous ne l'avions vue que le 11 décembre. Les parents nous ont fourni les autres renseignements. Quoique incomplète, nous avons cru devoir placer ici cette observation qui n'en est pas moins intéressante.

Observation XVI.

Forme éruptive (personnelle).

B... J., 7 ans.

6 février 1893. Céphalalgie légère, à caractère congestif, douleur à la déglutition, léger gonflement des ganglions sous-maxillaires.

7. Température du matin, 39° ; rougeur des amygdales et du pharynx.

La peau est sèche ; nous apercevons sur le thorax, en avant une éruption confluente de petits boutons semblables à ceux de la scarlatine. Rien dans les urines.

8. La déglutition se fait mieux, apparition de quelques rougeurs sur le ventre. Temp. soir, 38°,3.

9. Les amygdales et le pharynx sont normaux ; l'exanthème du thorax a pâli. Pas de fièvre.

10. L'enfant s'est levé et demande à manger.

Nous croyons devoir rapporter cette observation à la grippe ; en effet cet enfant couchait dans le même lit où son frère était soigné pour grippe à forme fébrile, et aucun cas de scarlatine n'existait à ce moment.

Observation XVII.

Otite (personnelle).

L..., 7 mois. Enfant robuste.

15 novembre. Cet enfant refuse le sein ; il est rouge et brûlant ; agitation dans la nuit et insomnie.

16. Ces symptômes persistant, la famille nous fait prévenir. Nous le voyons le 17 ; temp. 38° ; la peau est légèrement moite ; langue opaline; il tète devant nous, puis brusquement se rejette en arrière, en portant les mains à la tête et en poussant des cris aigus.

La mère nous avoue avoir été courbaturée et avoir eu de la fièvre un peu avant la maladie de l'enfant.

18. — L'enfant est plus calme ; nous constatons l'écoulement d'un liquide séro-purulent de l'oreille gauche.

Antisepsie de l'oreille à l'eau boriquée.

Nous n'avons plus revu cet enfant, mais nous avons appris que l'écoulement existait encore le 30 novembre.

Observation XVIII.

Forme hémoptoïque (personnelle).

J... Marie, 7 ans. Constitution délicate. Pas d'antécédents.

27 novembre. Céphalalgie, courbature, anorexie. Temp. 39°,2, le soir.

28. Persistance de ces symptômes, toux légère, rien dans la poitrine.

29. Les symptômes des premiers jours ont disparu ; la toux est suivie d'une expectoration spumeuse sanguinolente. L'auscultation pratiquée minutieusement ne révèle rien.

5 décembre. — L'enfant, complètement remise, n'a plus présenté de crachats sanglants depuis le 2.

CHAPITRE II

Du diagnostic de quelques formes de la grippe.

« La grippe est une maladie qui ressemble très peu à elle-même » (Dr Fabre). Son diagnostic n'est pas toujours facile, et quelquefois même il est tout à fait impossible à établir.

En temps d'épidémie, ce diagnostic se fait très facilement, trop facilement peut-être, car on a de la tendance à classer sous l'étiquette de grippe bien des troubles morbides qui se rapportent à d'autres maladies.

Le diagnostic de la grippe est très étendu, et, si on le voulait bien, on pourrait passer en revue toute la pathologie ; aussi nous sommes-nous borné à parler des formes que l'on observe le plus couramment.

Chez les tout jeunes enfants, une foule de circonstances déterminent un état fébrile, et en premier lieu la dentition.

L'enfant qui fait ses dents peut être considéré comme un malade — nous parlons, bien entendu, pour certaines constitutions médicales. — Nous voyons, en effet, chez ces individus, apparaître des troubles que l'on pourrait, en temps d'épidémie, rapporter tout aussi bien à la grippe ; c'est d'abord de la fièvre, fièvre assez élevée même, à caractère intermittent quelquefois ; c'est, en second lieu, de la bronchite ; fréquemment, ce sont des états gastro-intestinaux, se manifestant par du dégoût du sein, ou des aliments ; des vomissements, de la dysenterie.

Le travail de la dentition nous permettra de lui rapporter ces troubles de nature réflexe, qui, loin de disparaître rapidement, comme cela se produit dans la grippe, durent autant que la période d'évolution.

Nous reviendrons sur les accidents de la dentition en parlant des autres formes de la grippe.

Chez des sujets plus âgés, on rencontre souvent une forme fébrile que l'on a dénommée fièvre de croissance. Cette fièvre de croissance, que quelques auteurs contestent, existe ; certains en font un état infectieux, mal connu, à détermination osseuse. Les douleurs dans les membres, la courbature, la fièvre, la prostration du malade, rapprochent la fièvre de croissance d'une des formes nerveuses de la grippe. L'erreur ici est facile ; une étude attentive des signes morbides, des localisations doulou-reuses, pourra permettre d'établir la différence entre les deux maladies.

Dans nos observations, nous avons cité deux cas de grippe à forme convulsive. Ces faits ne doivent pas nous surprendre.

De même que tout accident peut être cause de fièvre chez l'enfant, de même tout est cause de convulsions chez lui. Il y a encore là une question de constitution médicale, car tel enfant a des convulsions dans toutes les maladies, qu'il éprouve, tel autre est indemne de cette complication.

Les principales causes des convulsions sont :

L'évolution dentaire qui produit de l'agitation par suite de la distension des gencives, des paralysies réflexes susceptibles de déterminer des congestions de l'encéphale.

Les troubles fonctionnels digestifs sont encore une cause de convulsions : les indigestions dans la dyspepsie gastro-intesti-nale, dans les diarrhées catarrhales.

En dehors des deux causes, nous avons la présence des vers intestinaux, et principalement de l'ascaride lombricoïde.

Nous aurons à reparler de la question des vers intestinaux à propos des localisations de la grippe sur l'appareil digestif.

Nous observons encore les convulsions dans les fièvres éruptives, telles que la rougeole, la scarlatine, la variole, dans la dothiénentérie, et dans les encéphalites et les méningites.

Nous venons d'écrire le mot de méningite, il y a là une question de diagnostic assez sérieuse, et nous devons avouer que certaines formes du méningisme grippal ne laissent pas que de nous rendre parfois très perplexe. Mais, si nous jetons un coup d'œil sur le tableau que présente cette forme de l'infection grippale et sur celui que présente la méningite vraie, nous saisissons une différence qui frappe et permet de se départir de la réserve qu'imposaient les premiers signes.

Nous n'avons pas, pour cette forme de la grippe, la période prodromique que nous remarquons surtout dans les méningites tuberculeuses. Dans le méningisme grippal nous avons un début brusque, bruyant, avec fièvre élevée, céphalalgie à type gravatif.

Dans la méningite vraie, le début est généralement lent ; le malade est inquiet, il devient taciturne, il ne joue plus, il se plaint sans pouvoir indiquer la cause de son mal ; quelques accidents tels que de la photophobie, du strabisme, de l'insensibilité à certaines petites opérations douloureuses, des contractures viennent donner l'éveil aux parents ; la céphalalgie se montre intense, violente, arrachant des cris à l'enfant ; la fièvre offre un type rémittent et la température dépasse rarement 39°.

Les vomissements apparaissent dans l'un et l'autre cas, et affectent souvent les mêmes caractères ; la constipation, les contractures sont communes aux deux maladies ; mais ces symptômes et d'autres encore marquant la période d'excitation dans la méningite, ne font qu'exceptionnellement place, dans la grippe, à ceux de la période de dépression.

Dans la forme comateuse, nous penserons aux diverses causes du coma chez l'enfant telles que la néphrite, l'anémie qui survient dans certaines cachexies de l'enfance, l'épilepsie, le diabète, etc.

Une épidémie de grippe régnant, le milieu dans lequel se montrent les diverses modalités de la maladie, la réceptivité des sujets, nous seront d'un grand secours pour le diagnostic dans les diverses localisations sur l'appareil respiratoire.

La pneumonie grippale diffère essentiellement de la pneumococcie.

Nous en citons des exemples dans nos observations x et xi. Il n'y a plus cette localisation de la pneumonie franche aiguë ; les signes stéthoscopiques nous déroutent quelquefois ; le point lésé la veille n'offre plus rien le lendemain ; là où l'on trouvait du souffle le matin, de gros râles de bronchite s'entendent le soir. Nous n'insisterons pas davantage sur cette forme particulière.

En parlant des accidents de la dentition et des convulsions, nous avons parlé également de divers états gastro-intestinaux que l'on rencontre.

Parmi ces états, il en est un qui peut tromper en temps d'épidémie :

Un enfant devient pâle, il présente une fièvre à type irrégulier, du dégoût pour les aliments, quelquefois appétence pour certains condiments, des vomissements coïncidant avec de la diarrhée ; cela peut durer plusieurs jours, puis l'enfant rejette un ou plusieurs ascarides.

De même que les convulsions et les pseudo-méningites, les troubles gastriques devront toujours éveiller l'idée de la présence des vers.

Une alimentation défectueuse, l'usage des bouillies, des crèmes, du lait de provenance douteuse, des sucreries, sont des causes de maladies de l'appareil digestif.

La grippe peut offrir des points de ressemblance avec la dothiénentérie dans la période de début : céphalalgie, épistaxis, inappétence, douleurs abdominales, diarrhée, fièvre. Cependant la langue ne présente pas ce caractère particulier de la langue dothiénentérique, qui est très saburrale, pointue, rouge à son extrémité et sur les bords ; l'épistaxis ne se montre guère dans la grippe sans qu'il n'y ait du coryza ; la fièvre, qui a un type rémittent à exaspération vespérale dans la fièvre typhoïde, est, dans la grippe, saccadée, plus élevée le matin que le soir ; le ventre est ballonné dans la fièvre typhoïde, ce qui n'existe pas dans la grippe.

Si le malade tousse dans la grippe, il n'y a pas de signes physiques bien marqués à l'auscultation ; le contraire se produit dans la fièvre typhoïde, alors même que le malade ne tousse pas.

La figure du grippé a un caractère d'excitation particulier ; la figure du typhique exprime la stupeur.

Le diagnostic s'établira en s'appuyant sur les dissemblances assez nombreuses qui existent entre ces deux maladies.

Nous terminerons cette étude du diagnostic par les maladies éruptives qui offrent des rapports avec la grippe.

La rougeole ressemble assez, dans son début, à une forme de la grippe. Nous trouvons bien souvent du catarrhe oculo-nasal, de la bronchite, et la concordance d'une épidémie de rougeole avec une épidémie de grippe nous rendra bien souvent le diagnostic difficile dans cette période de début seulement ; l'exanthème n'existe que très rarement dans la grippe, et les rechutes sont fréquentes alors que c'est l'exception dans la rougeole.

Mêmes remarques pour la scarlatine. L'exanthème est léger

dans la grippe, et il ne se produit pas une desquamation aussi marquée que dans la scarlatine.

Il est bon de se rappeler que certains médicaments produisent des éruptions, se rapprochant parfois de l'exanthème scarlatineux.

La langue grippale peut se dépouiller, mais elle ne présente jamais cet aspect rouge vif et vernissé, spécial à la scarlatine.

L'albumine peut se retrouver dans les deux maladies.

En somme, même en temps d'épidémie, nous voyons qu'il ne faut pas se trop presser pour établir un diagnostic ; si souvent rien n'est plus facile, rien n'est aussi difficile quelquefois.

Nous n'avons rien dit de certaines formes larvées de l'impaludisme présentant avec les formes de la grippe des points de ressemblance très grands. Dans les milieux où sévit l'impaludisme, il est presque impossible de reconnaître une différence entre les deux maladies ; cependant le caractère intermittent de certaines localisations pourra quelquefois nous aider dans le diagnostic.

TRAITEMENT

Le remède spécifique de la grippe n'existant pas, le traitement de cette maladie, chez les enfants, se réduit à peu de
chose, puisque dans la majorité des cas, ils guérissent même
sans traitement. Cependant il est bon de ne pas trop se fier à la
bénignité du pronostic ; il faut se rappeler que nous sommes en
présence d'une maladie épidémique, contagieuse et surtout
infectieuse ; et que, même sans moyens spécifiques contre l'agent
pathogène, nous pouvons, par une sage prophylaxie et un bon
traitement symptomatique, atténuer l'action bacillaire et enrayer
souvent de graves complications.

Le traitement prophylactique peut paraître difficile dans son
application, étant donnée la rapidité avec laquelle se généralise
la maladie. D'après nous, il conviendrait de ne laisser sortir les
enfants qu'entre 9 et 10 heures le matin, et de les faire rentrer
le soir avant 5 heures pour ne pas les exposer aux brouillards
de l'atmosphère. Le D⁣ʳ Ollivier préconise l'huile de foie de morue
comme un excellent prophylactique de la grippe.

En présence de cas de grippe, nous pourrons prévenir la con-
tagion par des mesures d'isolement.

Les petits malades devront toujours être soignés dans une
chambre à part, de façon à empêcher toute communication avec
les autres enfants ; la pièce devra être suffisamment éclairée,

et maintenue à une température moyenne de 18° environ. Nos enfants seront tenus ainsi une huitaine de jours après la disparition complète des symptômes; les boissons seront données chaudes.

Nous combattrons la fièvre par les moyens suivants :

L'antipyrine rend de grands services; elle diminue la céphalalgie et réussit bien souvent à faire tomber la température. Nous la prescrivons, soit en potion :

Antipyrine de . . . .   0,30 à 0,50 centigr.
Eau distillée. . . . .   40 gram.
Sirop de fleurs d'oranger.   20   —

en 4 fois dans les 24 heures.

Soit en prises, les mêmes quantités selon l'âge. Une prise dissoute dans une cuillerée d'eau sucrée de 4 heures en 4 heures.

0,20 centigr. d'antipyrine suffisent pour les enfants, au-dessous d'un an.

Bien souvent après l'administration d'une ou deux prises, on voit diminuer la fièvre, et le sommeil remplacer l'agitation.

Nous pouvons recourir à l'aconit, quoique son effet ne soit pas toujours certain. L'alcoolature de racine, à la dose de V à X gouttes, pourra cependant nous rendre quelques services, lorsqu'il y a congestion et rougeur du visage.

La quinine est très bien supportée par les enfants, à la condition qu'elle ne soit pas donnée à trop hautes doses. « C'est encore, »dit le Dr Plicque, l'agent qui s'adresse le mieux au fond même »de la maladie. »

On peut la donner en prises de 0,05 à 0,15 centigr. la première année, en augmentant selon l'âge, dans du café noir, ou dans du miel; si nous la donnons en lavement, nous augmenterons forcément la dose :

> Sulfate de quinine... ⎫
> Acide tartrique..... ⎬ *dd* 0,25 à 0,50 centigr.
> Eau.............. 60 gram.

La quinine est utile lorsque la fièvre offre un caractère rémittent, ou quand elle est franchement intermittente.

Dans les accidents nerveux de la grippe et dans les formes broncho-pulmonaires, nous administrons au début du calomel de 0,15 à 0,25 centigr., en trois ou quatre prises, dans une cuillère à café de lait, de demi-heure en demi-heure ; de cette façon on peut suspendre le calomel dès que l'effet purgatif se produit. La dérivation qui se fait, du côté de l'intestin, a pour effet d'enrayer ou d'atténuer les symptômes, en décongestionnant les centres nerveux.

Dans l'insomnie, l'agitation les convulsions, la toux, nous pouvons donner les bromures de potassium, de sodium et d'ammonium séparément ou ensemble, le musc uni au bromure de potassium.

J. Simon :

> Bromure de potassium......... 1 gram.
> Musc..................... 0,20 centigr.
> Hydrolat de tilleul .... ⎫
> Hydrolat fleurs d'oranger..... ⎬ *dd* 50 gram.
> Sirop simple.............. 20 —

une cuillère à café tous les quarts d'heure.

Dans les accidents nerveux, à types ataxiques rebelles, nous recourrons aux compresses fraîches sur la tête et aux poignets, aux bains tièdes et même froids.

Contre l'adynamie, frictions sur le corps, alcool, café et plus tard les toniques, tels que quinine, kola, etc.

Dans les formes pulmonaires, nous faisons de la révulsion cutanée, tout en proscrivant l'usage des mouches, vésicatoires, qui ne nous donnent jamais de grands résultats, et qui n'ont souvent d'autres effets que d'augmenter la fièvre, l'agitation, les troubles nerveux, et d'ouvrir une porte à l'infection. L'enveloppement du thorax avec des cataplasmes sinapisés, l'application de coton iodé, ou les badigeonnages à la teinture d'iode, seront des moyens préférables. Nous avons parlé du calomel au début comme dérivatif.

S'il y a du catarrhe bronchique, et obstruction des bronches, par des mucosités, un vomitif est souvent utile ; mais il faut se montrer réservé à l'égard de tous les expectorants et évacuants, en raison de leur action déprimante.

La broncho-pneumonie sera traitée par les enveloppements de ouate aux extrémités ; les ventouses en application sur la poitrine, et les révulsifs ; l'alcool pourra être administré à la dose de 20 gram. par jour, pour la première année, dans de la tisane ou du lait ou dans la potion (Potion de Todd). S'il y a des menaces d'asphyxie, il faut donner de l'air, et faire des inhalations d'oxygène.

On aidera la convalescence par les toniques.

Dans la toux à caractère spasmodique, coqueluchoïde, on peut donner la teinture de belladone de V à X gouttes, Jules Simon unit la belladone à l'aconit :

Teinture de belladone............... $\Big\}$ $d\bar{d}$
Teinture d'aconit...................

X gouttes de mélange la 1re année.

XX » » la 2e »

XXX » » la 3e »

Dans un julep.

Les formes gastro-intestinales seront traitées au début par un

vomitif ou par un purgatif léger ; les vomissements nécessite-
ront une diète absolue jusqu'à leur disparition. On pourra encore
donner le calomel dans les cas de diarrhées profuses ; il agira
ainsi comme antiseptique.

Il est bon, toutes les fois que l'enfant présente du coryza, de
l'otite, de l'angine, etc., de faire des lavages antiseptiques des
cavités ; l'eau boriquée à 30 %, est tout indiquée, c'est d'ailleurs
l'antiseptique qui convient le mieux aux enfants.

CONCLUSIONS

Notre travail nous a amené aux conclusions suivantes :

1° La grippe infantile est essentiellement polymorphe : elle revêt plus particulièrement les formes fébriles, nerveuses, thoraciques et gastro-intestinales.

2° La réaction des phénomènes encéphaliques, plus importante chez l'enfant que chez l'adulte, se présente à l'étude de l'observateur sous une forme de MÉNINGISME, revêtant des *caractères larvés* de la méningite vraie.

3° Le diagnostic est souvent difficile à établir au début, en raison même du polymorphisme de cette affection.

4° Le pronostic est généralement bénin.

5° Les complications, comme celles de toutes les maladies nfectieuses, peuvent être de tous ordres.

6° La grippe infantile est contagieuse par les agents médiats et immédiats.

7° On doit se montrer sobre de médicaments chez l'enfant : la thérapeutique est basée sur un traitement des symptômes.

INDEX BIBLIOGRAPHIQUE

L. D'ASTROS. — L'Influenza chez les enfants (Marseille médical, 1892).

BONNELIÈRE. — Contribution à l'étude clinique de la grippe (Paris, 1894).

BROCHIER. — Grippe. Article du Dict. des sciences médicales (Tom. X).

CARRIEU. — Des éruptions cutanées dans l'épidémie actuelle de grippe (Montpellier médical, 1892).

COMBY. — La grippe et les enfants (Bulletin Soc. Med. des Hôpitaux, 1890. Revue mensuelle des Maladies de l'enfance, 1890).

DAVIS. — The clinical aspects of the presents influenza épidémic in Women and childeen (Med. New. Phila., 1890).

DANCHEZ. — De l'immunité relative et de la bénignité de la grippe dans le jeune âge (Revue mensuelle des maladies de l'enfance, 1890).

D'ESPINE ET PICOT. — Maladies des enfants.

J. FABRE. — (de Marseille). Leçons cliniques de la grippe.

FERRAND. — De quelques accidents de la grippe (Soc. Méd. de Hôpit. de Paris, 1890).

GRISOLLE. — Pathologie interne, 1875.

GRAVES. — Leçons de clinique médicale (Traduction de Jaccoud, 1862).

GINTRAC. — Grippe. Dict. de Jaccoud (Tom. XVI).

HUCHARD. — Sur quelques formes cliniques de la grippe (Soc. méd. des Hopitaux, 24 janvier, 1890).

JACCOUD. — Pathologie interne, 1883.

KERLEY. — Two fatal cases of epidemie influenza in enfants (New. York med. j. 1890).

LE GENDRE. — La grippe actuelle chez les enfants (Revue pratique d'obstétrique et d'hygiène de l'enfance, 1889).

LEMOINE. — De la grippe à forme typhoïde (Semaine médicale, 1892).

MERRILL. — Influenza catarrhal ferer. (Lancet, 1889).

OLLIVIER. — Du pseudo-rhumatisme grippal (Bull. Soc. médicale de Rouen, 1891).

RAYNAUD. — De la langue grippale (Soc. med. des Hôpitaux de Paris, 1894).

PESTALOZA. — L'Influenza nell'bambino-archive de Pédiatrie. Naples, 1893.

PERRET. — Etude comparée de la grippe infantile en 1837 et 1889-90. (Province médicale, 1890).

RŒSCH. — Etude sur le méningisme chez les enfants (Thèse de Paris, novembre 1895).

SÉJOURNET. — De la grippe chez les enfants du premier âge (Union méd. du Nord-Est, 1890).

STRASSMANN. — Influenza bei neugeborenen Stuttgard, 1890.

SEVESTRE. — Un cas de méningite grippale (Revue des maladies de l'enfance, 1893).

TEISSIER. — L'influenza de 1889-90 en Russie (Paris, 1891).

VILLARD. — Leçons cliniques sur la grippe (Marseille, 1890).

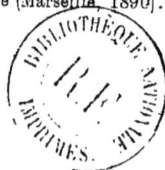